SUR LES

TROUBLES DYSPEPTIQUES

DANS L'ENFANCE

ET SUR

LEUR DIAGNOSTIC PAR LA RECHERCHE CHIMIQUE

DU SUC GASTRIQUE

PAR

Le Docteur MONCORVO

Professeur de clinique des maladies de l'enfance à la Polyclinique de Rio de Janeiro
Membre titulaire de l'Académie de médecine de Rio de Janeiro
Professeur honoraire à la Faculté de médecine de Santiago du Chili
Correspondant de l'Académie royale des Sciences de Lisbonne
De l'Académie royale de médecine de Rome
De l'Académie royale de médecine de Barcelone
De la Société royale des Sciences médicales et naturelles de Bruxelles
Des Sociétés de médecine de Paris, Bordeaux, Marseille, Reims
Alger, Lisbonne, Genève, Buenos-Ayres, Santiago du Chili
De l'Académie de médecine de Lima
Récompensé par l'Institut de France (prix Montyon)
Et par l'Académie de Médecine de Paris (prix Desportes), etc., etc.

PARIS

O. BERTHIER, LIBRAIRE-ÉDITEUR

104, BOULEVARD SAINT-GERMAIN, 104

1889

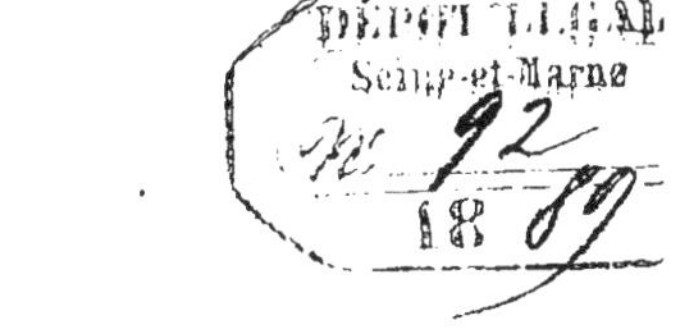

SUR LES

TROUBLES DYSPEPTIQUES

DANS L'ENFANCE

ET SUR

LEUR DIAGNOSTIC PAR LA RECHERCHE CHIMIQUE

DU SUC GASTRIQUE

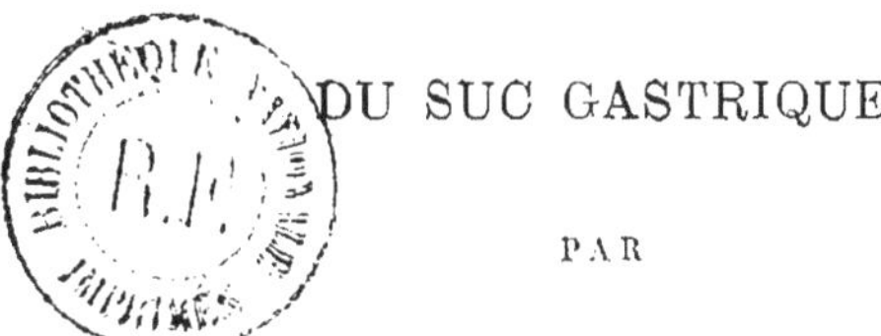

PAR

Le Docteur MONCORVO

Professeur de clinique des maladies de l'enfance à la Polyclinique de Rio de Janeiro
Membre titulaire de l'Académie de médecine de Rio de Janeiro
Professeur honoraire à la Faculté de médecine de Santiago du Chili
Correspondant de l'Académie royale des Sciences de Lisbonne
De l'Académie royale de médecine de Rome
De l'Académie royale de médecine de Barcelone
De la Société royale des Sciences médicales et naturelles de Bruxelles
Des Sociétés de médecine de Paris, Bordeaux, Marseille, Reims
Alger, Lisbonne, Genève, Buenos-Ayres, Santiago du Chili
De l'Académie de médecine de Lima
Récompensé par l'Institut de France (prix Montyon)
Et par l'Académie de Médecine de Paris (prix Desportes), etc., etc.

PARIS
O. BERTHIER, LIBRAIRE-ÉDITEUR
104, BOULEVARD SAINT-GERMAIN, 104

1889

DERNIERS TRAVAUX DU MÊME AUTEUR

Da dilatação do estomago nas creanças. De la dilatation de l'estomac chez les enfants. Rio de Janeiro, 1883. 1 vol. Chez Leuzinger et Filhos.

De la nature de la coqueluche et de son traitement par la résorcine. Paris, 1884. 1 vol. Chez O. Berthier, éditeur.

Traitement du spina-bifida par les injections iodo-glycérinées. Paris, 1884. Chez H. Lauwereyns, éditeur.

Contribution à l'étude de la sclérose multiloculaire chez les enfants. Paris, 1884. 1 vol. Chez O. Berthier, éditeur.

De la coqueluche et de son traitement par la résorcine. Paris, 1885. 1 vol. Chez O. Berthier, éditeur.

De l'emploi du chlorhydrate de cocaïne dans le traitement de la coqueluche. (Extrait de l'*Uniao medica*). Rio de Janeiro, 1885, et *Bull. génér. de thérap.*, 30 septembre 1885.

De la dilatation de l'estomac chez les enfants et d'un nouveau moyen d'exploration pour la reconnaître. Reproduit de la *Revue mensuelle des maladies de l'enfance*. Paris, juillet 1885.

De la température de la paroi abdominale dans les cas d'entérite aiguë et chronique. Reproduit de la *Revue mensuelle des maladies de l'enfance*. Paris, septembre 1885.

De l'éléphantiasis des Arabes chez les enfants. Broch. in-8°. Paris, 1886. G. Steinheil, éditeur.

De l'asthme dans l'enfance et de son traitement. Paris, 1888, O. Berthier.

De l'étiologie de la sclérose en plaques, chez les enfants, et notamment de l'influence pathogénique de l'hérédo-syphilis. in *Rev. mens. des mal. de l'enfance*. Paris, 1887.

De l'éléphantiasis des Arabes chez les enfants. in *Rev. mens. des mal. de l'enfance*. Paris, janvier 1888.

De l'antipyrine dans les maladies infantiles et le traitement de la chorée. Broch, in-8°. Paris, 1888. O. Berthier, éditeur.

Valeur des injections hypodermiques de caféine dans la thérapeutique infantille. Paris, 1888. O. Berthier, éditeur.

Sur l'emploi clinique du Strophantus, avec la collaboration du Dr Clemente Ferreira. Paris, 1888. O Berthier, éditeur.

ÉMILE COLIN — IMPRIMERIE DE LAGNY

SUR LES

TROUBLES DYSPEPTIQUES

DANS L'ENFANCE

ET SUR

LEUR DIAGNOSTIC PAR LA RECHERCHE CHIMIQUE DU SUC GASTRIQUE

Aussitôt après la naissance, l'appareil digestif entre en activité, laquelle s'accroît au fur et à mesure que l'enfant se développe.

Le tube gastro-intestinal, de même que les organes respiratoires, est au début de la vie fort exposé aux désordres les plus divers, soit qu'il s'épuise aisément à la suite d'un travail quelque peu au-dessus de ses forces, soit qu'on le condamne à l'élaboration d'aliments non susceptibles d'être transformés à ce moment de la vie par ses sucs digestifs.

Les vices d'alimentation, le travail exagéré des organes digestifs, figurent ainsi au premier rang des causes qui entravent le mécanisme normal de la digestion chez les enfants, notamment chez le nouveau-né.

Une fois établie cette prédisposition morbide, due à l'âge ainsi qu'à la délicatesse et à l'imperfection de l'appareil de la digestion, rien de plus naturel que de voir apparaître, avec une assez grande fréquence, des accidents passagers ou permanents du côté de cet appareil, accidents qui, dans la majorité des cas, constituent chez le nouveau-né le prélude de sa pathologie spéciale.

Or, ces mauvaises conditions hygiéniques d'ordre alimentaire augmentent certes de gravité lorsqu'elles coïncident avec d'autres circonstances aussi d'ordre hygiénique, parmi lesquelles le climat joue un rôle fort important. Enfin, l'état physique général ne fait qu'exercer une influence notoire sur la précocité, la fréquence ou la gravité des effets d'un régime alimentaire vicieux.

Toute sorte de dystrophie, héréditaire ou non, crée par elle seule une imminence morbide pour les désordres de ce genre ; l'épuisement gastro-intestinal est chez ces sujets une porte ouverte aux dérangements les plus variés. Les petits enfants hérédo-syphilitiques, rachitiques, tuberculeux, paludiques, etc., nous en donnent journellement l'exemple.

En résumé il y a lieu d'admettre deux groupes distincts de gastropathie dans l'enfance : un premier groupe qui comprend celles provenant exclusivement des écarts de régime alimentaire (allaitement naturel vicié, allaitement artificiel, sevrage prématuré, alimentation grossière ou mal distribuée, etc.), et un autre où les troubles dyspeptiques sont engendrés primitivement par l'affaiblissement général de l'organisme ou par un état encore presque physiologique comme il arrive pour l'anémie tropicale et l'impaludisme latent atténué. Dans des cas pareils, les enfants peuvent devenir dyspeptiques, encore même qu'ils soient maintenus à un régime alimentaire bien dirigé.

Il est inutile d'ajouter que, dans les cas de ce genre, les maladies dystrophiques héritées ou acquises jouent le rôle assez important de cause prédisposante.

Enfin nous pourrions établir un troisième groupe des troubles gastro-intestinaux d'ordre secondaire, presque inséparable à la plupart des maladies aiguës de l'enfance et d'un grand nombre d'affections chroniques propices à cette période de la vie.

Les désordres du premier groupe sont chez les nouveau-nés annoncés tout d'abord par les caractères des garde-robes, ensuite par l'intolérance gastrique ; ce sont des selles plus ou moins fluides, granuleuses, verdâtres, renfermant une assez forte proportion de mucus, des granulations graisseuses et des caillots de caséine non digérée. Elles sont très fétides dans le plus grand nombre de cas ; c'est l'odeur acide qui attire tout de suite l'attention de ce côté. Enfin le papier de tournesol décèle l'acidité de ces matières.

Lersque le régime alimentaire vicié agit d'une façon constante, les désordres s'aggravent de plus en plus, et bref, on a sous les yeux le tableau saisissant de l'athrepsie de Parrot.

Je dois profiter de l'occasion pour enregistrer ici un fait se rattachant à la pathologie infantile au Brésil, c'est la moindre fréquence, ici, de l'athrepsie. Ce fait pourrait peut-être s'expliquer par cela qu'au Brésil il n'est point fort commun de voir l'allaitement artificiel adopté exclusivement pendant les deux ou trois premiers mois de la vie. Le lait de la mère ou de la nourrice atténue presque toujours les inconvénients des autres agents alimentaires administrés.

Le sevrage prématuré, l'administration d'aliments lourds et grossiers donnent ordinairement lieu aux troubles dyspeptiques retrouvés aux autres périodes de l'enfance ; c'est alors qu'il est très fréquent de voir ces accidents digestifs coïncider avec la dilatation du ventricule. La gastroectasie que je décrivis avant personne (1882) chez les enfants, est ici d'une fréquence bien supérieure à celle constatée, après nos travaux, à l'étranger, notamment en France, par les recherches auxquelles s'y livre M. le Dr Comby.

Chez les tout jeunes sujets dyspeptiques, les troubles digestifs se dénoncent d'abord par la longueur de la digestion gastrique ; l'estomac qui, dans les conditions physiologiques, se vide parfois avant une heure après chaque tétée, renferme encore du lait coagulé une heure et demie à deux heures même après. Cette digestion languissante va se compléter ensuite dans le duodénum, mais dans un assez grand nombre de cas la peptonisation y est encore imparfaite, ce qui explique la présence dans les garde-robes d'une certaine quantité de caséine (lientérie). Cette stagnation du lait dans le ventricule entraîne naturellement à la longue la dilatation de cet organe, notamment lorsque les désordres chimiques se produisent chez un enfant dystrophique ou affaibli par quelque maladie intercurrente. Dans ces cas, la gastroectosie obéit à des causes complexes dépendant tant de la réplétion ventriculaire que de l'atonie de la couche musculaire, dont l'excitabilité s'épuise si promptement à l'âge dont je m'occupe. Jusqu'à ce jour, le meilleur réactif pour bien juger des fonctions digestives des nourrissons était l'aspect et la composition des selles. — A vrai dire, l'examen des garde-robes rend assez de services au diagnostic des troubles gastro-intestinaux, mais les progrès de la chimie biologique vinrent jeter assez de lumière à l'étude du liquide gastrique au cours de la digestion. Je fus donc tenté d'explorer le suc gastrique chez les jeunes sujets en m'utilisant pour cela des réactifs colorants, tels que la tropéoline (oranger-poirier n° 4), indiquée par Van der Velden, le violet de méthyle par Laborde, le vert brillant employé par Jackson et Lepine, et surtout la phloroglucine vanilline conseillée par Günzbourg de Francfort, et par le professeur Germain Sée, qui en mit hors de doute l'extrême sensibilité. Je dois ajouter pour ma part que mes recherches sur ce réactif faites dans mon laboratoire, donnèrent des résultats parfaitement identiques à ceux signalés par l'éminent clinicien français. Enfin, plus dernièrement, je mis à profit le réactif proposé par Boas, c'est-à-dire une solution alcoolique à 5 pour 100 de résorcine additionnée de 3 pour 100 de sucre de canne. La coloration donnée par ce réactif est identique à celle de la phloroglucine vanilline. Tous ces réactifs furent utilisés pour la recherche de l'acide chlorhydrique. Pour celle de l'acide lactique, j'ai recours au réactif d'Uffelmann. Je me proposai d'abord de rechercher le liquide gastrique chez des nouveau-nés dont la digestion ne semblait pas sensiblement compromise. Chez des petits enfants âgés de quelques jours à peine et nourris à la mamelle, l'examen chimique du contenu gastrique fait une heure après une tétée, y démontra la présence de l'acide chlorhydrique. Pour que cette réaction se dénonce, il est nécessaire que la recherche de l'acide soit faite vers la fin de la digestion gastrique, car avant cela, l'alcalinité du lait récemment ingéré s'y oppose.

Cela se vérifie expérimentalement en ajoutant à une certaine quantité de lait frais une solution de 1 pour 100 d'acide chlorhydrique. Vingt à trente minutes plus tard, on soumet quelques gouttes du liquide filtré après la complète coagulation du caséum à l'action du réactif de Günzbourg, lequel reste tout à fait indifférent.

L'acidité du liquide avant l'opération n'est due qu'à la présence de l'acide lactique.

On s'expose donc bien à une conclusion erronée si on ne prend toutes les précautions.

Voici entre autres un fait à l'appui.

Observation I. — Garçon de huit jours amené à mon service de la Policlinique, le 9 août 1888. Ce nouveau-né m'est présenté à cause d'une couche de muguet développée sur la langue. Les selles sont normales et au nombre de deux par jour. Il tete régulièrement le lait maternel, dort bien, n'a point de coliques et ne vomit pas.

On pratique l'extraction du contenu gastrique une heure après une tetée, le liquide retiré du ventricule ne renfermait plus de caillots de lait, et tant par le réactif de Van der Velden que par celui de Günzbourg on constate la présence de l'acide chlorhydrique.

Démontrée, la présence de l'acide chlorhydrique chez les nouveau-nés dont les fonctions digestives s'opéraient normalement, je me livrai à l'examen du liquide gastrique chez des enfants porteurs de troubles dyspeptiques manifestes, étant dans ces recherches largement aidé par mes chefs de clinique, MM. les Drs J. Pourchet et C. Ferreira.

Je rangeai dans un premier groupe des petits sujets n'ayant dépassé la première année ; dans un second je rassemblai ceux de la deuxième année; enfin un troisième groupe comprit les enfants de deux à sept ans. Je relaterai plusieurs faits appartenant aux enfants du premier groupe. Ils étaient paludiques, hérédo-syphilitiques, dyspeptiques, et vivaient presque tous dans de mauvaises conditions hygiéniques.

Observation II. — Le 28 juillet 1888, on m'amène, à la Polyclinique, une petite négresse n'étant âgée que de dix jours, née à terme et régulièrement développée. Allaitement maternel. Pas de muguet. Souvent, des coliques suivies de l'expulsion pénible de fèces verdâtres et grumeleuses. Analyse du suc gastrique une heure après une longue tétée; la phloroglucine vanilline ne décèle la moindre trace d'acide chlorhydrique.

Un nouvel examen, fait dans des conditions pareilles, trois jours après, aboutit au même résultat négatif.

Prescription, alors, de l'acide chlorhydrique, et, peu de jours plus tard, les selles étaient redevenues jaunes et homogènes.

Observation III. — Petit mulâtre de seize jours, affecté de muguet. Allaitement maternel. Selles fréquentes, renfermant assez de caillots de caséine non élaborée. La phloroglucine vanilline dénonce l'absence de l'acide chlorhydrique dans le suc gastrique.

Observation IV. — Petit nègre âgé d'un mois, pesant 2k,400, et allaité par sa mère. Muguet fort accusé. Coliques; alternatives de constipation et de selles pâteuses, contenant une assez forte proportion de caséine non digérée.

Le réactif de Güntzbourg décèle une fort petite quantité d'acide chlorhydrique dans le suc gastrique.

Observation V. — Petite négresse âgée de deux mois et demi, amenée à la Polyclinique le 16 août 1888; la dernière de quinze enfants, dont neuf déjà morts; chétive; la peau rugueuse et parcheminée. Allaitée à la mamelle dès sa naissance; mais sa mère n'a que trop peu de lait. Depuis plusieurs semaines, des coliques et des garde-robes lientériques renfermant une grande quantité de caséine.

L'examen du suc gastrique, pratiqué quelques jours après son admission, est tout à fait négatif par rapport à l'acide chlorhydrique.

Observation VI. — Garçon de trois mois, hérédo-syphilitique, présentant de l'adénopathie généralisée. Rhinite. Epyphyses des os longs noueuses. Allaitement maternel, aidé de l'administration des féculents. Troubles gastro-intestinaux; diarrhée verte et lientérique. Examen négatif du suc gastrique, provoqué par l'introduction de l'eau glacée dans le ventricule, pratiquée deux heures après la tétée.

On emploie, pour cela, le réactif de Güntzbourg et le vert brillant.

Une nouvelle analyse, faite plus tard, aboutit au même résultat en ce qui concerne l'acide chlorhydrique. La réaction acide du liquide gastrique, constatée avant l'opération, était due à l'acide lactique.

Observation VII. — Fillette de trois mois, présentée dans mon service le 25 juillet 1888.

Alimentation vicieuse; désordres gastro-intestinaux; diarrhée verte et lientérique; coliques. Malgré des lavages intestinaux à l'eau boriquée à 4 pour 100, permanence de selles lientériques à réaction acide fort accusée.

Six jours après son admission, exploration du suc gastrique, qui, analysé par la phloroglucine, semble laisser voir l'absence complète de l'acide chlorhydrique libre.

Au moyen du réactif d'Uffelmann, on retrouve, par couche, une assez forte proportion d'acide lactique.

L'administration de l'acide chlorhydrique amène, chez cette fillette, une amélioration fort marquée.

Observation VIII. — Garçon de neuf mois, présenté dans mon service pour être soigné d'accidents fébriles. Développement arriéré; poids, 3k,120; pas de dents. Il ne s'asseoit même pas. Depuis trois semaines, troubles gastriques; évacuations séro-bilieuses et lientériques.

Arrière-gorge tuméfiée; état saburral; accès de fièvre depuis trois jours. Le calomel, l'antipyrine, et la quinine font disparaître la fièvre, ainsi que la diarrhée, au bout de dix jours.

Ce fut alors qu'on procéda à l'examen du liquide gastrique, au point de vue de l'acide chlorhydrique. Faible coloration rouge, dûe à la présence de la phloroglucine vanilline; le vert brillant fait voir que la proportion de l'acide en question ne doit guère dépasser un quart pour 100 (hypochlorhydrie).

Encore, dans ce cas, la chlorhydrothérapie amena la régularité des digestions et la disparition de la lientérie.

Observation IX. — Fillette de onze mois, soumise, pendant les huit premiers mois, à l'allaitement maternel additionné de fécules. A partir d'alors, alimentation composée de viande fraîche et sèche, de haricots noirs, farine de manioc, etc.

Depuis plusieurs mois, des troubles digestifs fort intenses, et représentés par des coliques, de la flatolémie et des selles fréquentes, pâteuses et lientériques. On constate de la gastroectosie assez manifeste.

L'analyse du suc gastrique, faite à l'aide de la phloroglucine vanilline, soit pendant le travail digestif, soit après celui-ci, dénonce l'absence de l'acide chlorhydrique.

Cette fillette, alors très pâle et amaigrie, avait été déjà soignée, dans mon service pour des accidents paludéens.

La répétition de la recherche de l'acide chlorhydrique donna un résultat négatif.

Les exemples que je viens de signaler montrent bien que, dans les cas de dyspepsie des petits sujets, le déficit de l'acide chlorhydrique libre du suc gastrique constitue la règle, et que l'efficacité prouvée de la chlorhydrothérapie vient à l'appui de la recherche chimique. C'est donc l'*hypochlorhydrie* ou l'*anachlorhydrie* qui explique l'imperfection de la digestion gastrique. Un fait semble résulter aussi de cette expérimentation clinique : c'est le rôle important que joue le ventricule dans la digestion des nouveau-nés, au contraire de ce qu'ont voulu affirmer certains pédiatres. Au fait, dans le cas où les troubles digestifs deviennent assez accusés, il est très commun de retrouver dans le ventricule du lait coagulé, deux heures et plus après son ingestion; ce qui démontre l'imperfection de la digestion gastrique. Enfin, la disparition de la lientérie, à la suite de la chlorhydrothérapie, semble confirmer ce qui précède.

Les cas d'hyperchlorhydrie ne sont, à cet âge-là, que des faits exceptionnels, du moins d'après mon observation personnelle.

Il faut, en tous ces cas, établir une distinction entre l'anachlorhydrie ou l'hypochlorhydrie passagères, dûes à des causes accidentelles et aussi transitoires dans le cours même d'une santé florissante, et le déficit chlorhydrique permanent, qui constitue une affection bien établie et d'une durée qui est presque toujours loin d'être courte,

C'est dans les cas de cette espèce que se présente cette lientérie constante, qui tend parfois à s'éterniser. La lientérie est donc un facteur fort digne de remarque dans la sémiologie des troubles dyspepsiques à cette époque de la vie ; et, dans un mémoire que je publiai en 1877 (*De la lientérie dans l'enfance et de son traitement par l'acide chlorhydrique*), je signalai la fréquence exceptionnelle des faits de cette nature chez les nourrissons, dans mon pays, et j'ai été tenté alors de ne voir, dans cette diarrhée alimentaire, qu'une conséquence finale d'une altération de la fonction chimique de l'estomac, laquelle serait, selon toute probabilité, dûe au déficit de l'acide libre du suc gastrique.

Or, on ne pourra s'empêcher de voir, dans l'influence toute particulière du climat chaud sur les sécrétions organiques, une des causes de cette altération chimique du suc gastrique. Cela avait déjà été signalé par moi, en 1877, dans mon mémoire ci-dessus indiqué. « Les dyspepsies de l'enfance, disais-je alors, sont beaucoup plus fréquentes qu'on ne le croit généralement, notamment dans les pays chauds comme le nôtre: ce qui explique, d'autre part, la plus grande proportion des cas de lientérie chez les jeunes sujets. La température élevée ne laissera point d'agir d'une façon fort accusée sur la prédominance des troubles de la digestion, par suite de l'influence qu'elle exerce sur la production et la composition des sucs digestifs. »

Personne n'ignore guère qu'une des modifications les plus saillantes exercées par la chaleur sur l'économie, c'est la suractivité fonctionnelle des organes périphériques, et l'affaiblissement de celle des organes centraux. Il résulte de la suractivité cutanée, la dépression fonctionnelle des muqueuses. Les actes digestifs s'en ressentent donc beaucoup. M. J. Mahé ne dit ainsi que la vérité lorsqu'il écrit que « la dyspepsie et l'apepsie ne sont point de vaines paroles de comédie, mais des tourments réels de chaque jour, sous les climats chauds. » Ce médecin de la marine française avait fait remarquer, avec assez de raison, que l'anémie, propre à ces climats, les sueurs copieuses, et enfin l'action directe de la chaleur, contribuent à tarir et à amoindrir la sécrétion du suc gastrique.

Le docteur Gallood, en 1877, a prétendu être le premier à interpréter les effets résultant, pour la digestion gastrique, des connexions fonctionnelles entre la peau et les muqueuses ; et il signale le déficit de l'acide chlorhydrique du suc gastrique comme étant l'origine des troubles digestifs.

Mais déjà, en 1854, c'est-à-dire vingt-trois ans auparavant, Henry Hunt, de Londres, avait étudié, sous le nom de dyspepsies alcalines, celles dues à l'affaiblissement ou à l'absence de l'acide chlorhydrique du liquide gastrique, dont la cause principale est la perte considérable de sueur, comme il arrive dans la zone tropicale, en été, et chez les individus que leur profession oblige à vivre la plupart du temps dans un milieu très chaud, tels que les machinistes, les forgerons, etc.

Sans l'appui apporté plus tard par l'examen chimique du liquide gastrique, le médecin anglais avait théoriquement soulevé l'hypothèse du déficit chlorhydrique comme l'origine du trouble gastrique. Enfin, il signala la lientérie comme étant une des conséquences de l'anachlorhydrie.

D'ailleurs, M. Beaumont, dans ses expériences devenues célèbres, avait observé, chez son Canadien, qu'à la suite d'un exercice plus actif, le ventricule se remplissait d'un liquide *légèrement acide*, ne possédant qu'une très faible action digestive sur les aliments azotés. Les substances qui échappent ainsi à l'action du suc gastrique, n'étant qu'incomplètement élaborées dans le duodénum, parcourent l'intestin en provoquant une excitation sur sa surface épithéliale, et deviennent, de la sorte, l'origine d'une excitation périphérique qui amène, par action réflexe sur les ganglions de Meissmer et Auerbach, une congestion de la membrane muqueuse, avec vasodilatation, desquamation épithéliale, hypersécrétiòn du mucus et du suc intestinal, et extravasation des leucocytes.

Dans les zones tropicales donc, où l'activité organique est, dans l'état ordinaire, plus ou moins languissante, et où les enfants en bas âge sont épuisés, pendant la longue saison d'été, par une transpiration copieuse et presque constante, il y a bien lieu d'admettre cette interprétation étiologique pour expliquer la fréquence exagérée, chez eux, des accidents gastriques ou gastro-intestinaux résultant immédiatement du déficit, total ou non, de l'acide chlorhydrique libre du suc gastrique.

Cette théorie, que je soutenais avec la plus ample conviction en 1877, vient d'être de tous points confirmée par les recherches chimiques du suc gastrique.

En résumé, la température élevée, pendant nos longues saisons d'été, amène, par suite de l'hypersécrétion sudorale, le déficit de l'acide du liquide gastrique nécessaire à la peptonisation des aliments azotés, comme le caséum (ana ou hypochlorhydrie). Ce fait explique d'ailleurs l'efficacité, plus souvent constatée à la suite de l'administration, dans les cas de ce genre, de l'acide chlorhydrique, à côté du grand nombre de résultats négatifs de la pepsine, soit animale, soit végétale (*caricinie* de Moncorvo ou *papaine* de Wurtz). Le premier fait appréciable sous l'influence de la chlorhydrothérapie, c'est la réduction ou la disparition de la lientérie, ce qui indique manifestement l'accomplissement de l'acte digestif des substances jusqu'alors imparfaitement peptonisées.

Chez les enfants du deuxième groupe, la lientérie est également un phénomène prédominant et coïncide presque toujours avec la dilatation gastrique; cela se voit aussi dans la presque totalité des cas chez des sujets dystrophiques et porteurs, dès le début, de troubles digestifs. Les recherches du suc gastrique pratiquées chez ces petits malades furent presque invariablement négatives par rapport à la présence de l'acide chlorhydrique. J'en donnerai plusieurs exemples.

Observation X. — Je reçus, le 9 août 1888, une petite négresse âgée de quatorze mois, qui était en proie à un accès de fièvre. Cette fillette portait les signes évidents de l'hérédo-syphilis (syphiliderme, othorrée, adénopathie, etc.) avait depuis longtemps des selles diarrhéiques, lientériques, plus ou moins fréquentes. Elle avait été soumise, dès le début, à l'allaitement mixte. On constate une gastroectosie assez appréciable aux divers moyens d'exploration. Une fois la chaleur baissée à la normale, grâce au chlorhydrate de quiquine, on procède trois jours après à l'analyse chimique du suc gastrique par la méthode de Günzbourg, laquelle ne permet guère de voir la moindre trace d'acide chlorhydrique libre.

La réaction donnée par le violet de méthyle fut également négative.

La chlorhydrothérapie, d'autre part, amène bientôt le changement de la composition des selles et la disparition partant de la lientérie.

Observation XI. — Petit malade, âgé de dix-sept mois, allaité par sa mère pendant les premiers huit mois avec l'administration associée de féculents. Pendant tout le temps de l'allaitement, les fonctions digestives ne subirent aucun trouble appréciable, mais, après le sevrage, les digestions ne tardèrent pas à se faire mal, et bientôt l'enfant commença à avoir des indigestions fréquentes, terminées par le vomissement des matières alimentaires mal élaborées. Les selles devinrent, dès lors, pâteuses, très fétides, renfermant, sans exception presque, des fragments d'aliments incomplètement transformés. L'enfant est mal développé, pâle et assez amaigri. L'examen du liquide gastrique par la phloroglucine vanilline et par le vert brillant pratiqué quatre heures après un repas d'épreuve, ne décela qu'une trop faible proportion d'acide chlorhydrique libre. La sécrétion du suc gastrique fut provoquée par l'introduction de l'eau glacée dans le ventricule quinze minutes avant l'opération. Ce résultat négatif fut la suite d'autres recherches pareilles.

Observation XII. — Garçon de deux ans, l'aîné de dix enfants. Allaitement artificiel additionné de l'administration d'aliments grossiers. Désordres gastro-intestinaux de longue date ; lientérie. Bronchites répétées. Ipéca à dose vomitive le jour de l'admission ; le lendemain matin, à la suite d'un repas d'épreuve, on fait l'extraction du liquide gastrique qui, soumis à la réaction de la phloroglucine vanilline, se montra presque complètement dépourvu de l'acide libre. Le vert brillant en décela une proportion évaluée à un quart pour 100 environ. Une nouvelle recherche pratiquée quatre jours plus tard, dans des conditions parfaitement identiques aux précédentes, fut tout à fait négative.

On institua alors le traitement par l'acide chlorhydrique, et une semaine après, on constatait déjà la complète disparition de la lientérie.

Observation XIII. — Fillette de deux ans, présentée dans mon service à la Polyclinique. Malade depuis un mois ; fébrile ; T. R., 40. Allaitement maternel jusqu'à l'âge de huit mois. Après cela, alimentation vicieuse. Depuis un mois, lientérie fort accusée. Notable proéminence de la région épigastrique. La phénacétine, suivie de la quinine, amena la disparition de la fièvre. Sept jours plus tard, on procède à l'analyse du suc gastrique, deux heures après un repas d'épreuve. Résultat absolument négatif par les réactifs colorants, y compris celui de Güntzbourg. Encore dans ce cas, la contre-épreuve de cette analyse fut donnée par les avantages immédiats obtenus par le petit malade à la suite de la chlorhydrothérapie.

En résumé, c'est encore le déficit de l'acide libre du suc gastrique l'origine la plus commune des troubles gastriques des petits sujets, et dans ces cas, la chlorhydrothérapie réussit parfaitement en rendant complète la peptonisation des aliments albuminoïdes et amenant en conséquence la disparition de la lientérie dans le plus bref délai.

A partir de la deuxième année, on retrouve parfois de l'*hyperchlorhydrie*, mais celle-ci n'est encore que l'exception, par rapport à la fréquence du déficit de l'acide. C'est là le moment où on rencontre le plus grand nombre de gastroectosies ; mais il est bon de noter qu il y a des cas où la dilatation du ventricule coïncide avec le taux normal de l'acide chlorhydrique.

Voici entre autres un fait :

Observation XIV. — Une fillette âgée de quatre ans, portant les stygmates de l'hérédo-syphilis, est admise dans mon service pour être soignée de quelques accidents dyspeptiques. L'enfant se plaignait d'épigastralgie pendant le cours de la digestion, en même temps que le ventricule se remplissait de gaz. Rien du côté de l'intestin, les selles offrant d'autre part l'aspect physiologique. On constate la dilatation du ventricule.

La recherche du liquide gastrique faite à l'aide de la phloroglucine vanilline, du vert brillant et du réactif de Boaz (résorcine) laisse découvrir la présence de l'acide chlorhydrique à sa proportion normale. Tout porte à croire que, dans les cas de ce genre, les fonctions chimiques de l'estomac se font régulièrement, les troubles perçus par les petits malades n'étant que d'ordre nerveux. Le relâchement de la tunique musculaire du ventricule entrave l'activité de l'opération chimique et cette stase répétée des aliments dans sa cavité amène à la longue la dilatation de ses parois (dilatation passive).

Dans la majorité de cas de dyspepsie chronique accompagnée de dilitation ventriculaire c'est le déficit chlorhydrique qui prédomine. Les faits suivants en sont des exemples choisis au milieu d'autres analogues.

Observation XV. — Petit mulâtre, âgé de trois ans. Stygmates de l'hérédo-syphilis. Allaitement maternel aidé de l'administration de féculents. État catarrhal gastro-intestinal. Vomissements, diarrhée. Ventricule gastrique assez dilaté, la circonférence du tronc au niveau du mésogastre mesurant 59 centimètres. Clapotement. L'enfant se plaignait, pendant le travail digestif, d'intenses gastralgies accompagnées de l'augmentation de la voussure épigastrique. Les selles étaient souvent diarrhéiques, mais jamais la lientérie ne fut constatée chez lui.

Or, l'examen chimique du suc gastrique au moyen de la phloroglucine vanilline y décela la présence de l'acide chlorhydrique en très grande proportion. Établi de la sorte, le diagnostic de l'hyperchlorhydrie coïncidant avec la gastroectosie, je soumis l'enfant à l'usage du bicarbonate de soude, deux heures après chaque repas, en même temps que je faisais pratiquer des séances de faradisation à la région épigastrique trois fois par semaine. Les avantages de ce traitement ne se firent guère attendre; les gastralgies cédèrent promptement et quelques semaines plus tard, on reconnaissait une réduction de 3 centimètres de la circonférence du tronc ci-dessus indiquée. L'appétit s'exalta et on ne tarda point à constater une assez notable amélioration de la nutrition générale du petit garçon.

Observation XVI. — Garçon âgé de quatre ans, assez maigre, pâle et fort arriéré dans son développement physique. Crâne rachitique, thorax en carène, épiphyses des os longs noueuses. Adénopathies. Eruptions cutanées sur le tronc et sur les fesses. Depuis trois ans, des troubles dyspeptiques assez accusés; indigestions fréquentes; éructations répétées au cours du travail digestif, accompagnées d'oppression et de ballonnement gastrique. Dès le début, se présenta la lientérie qui n'a jamais cessé d'exister. L'albumine, la viande, la caséine se montrent presque intégralement dans les fèces. Depuis plusieurs mois, des accès de fièvre et alors les selles devinrent séro-bilieuses, assez fréquentes, mais toujours lientériques. Au moment du premier examen, langue très chargée; anorexie; gastroectosie; ventre ballonné; foie engorgé. L'avant-veille, accès de fièvre à 39°. Le calomel, les lavages boriqués, le chlorhydrate de quiquine amènent un amendement fort accusé des phénomènes palustres et à la suite la disparition des accès fébriles.

Cela fait, je me proposai de faire la recherche chimique du liquide gastrique au point de vue de son acide libre; mais la nulle réaction de la phloroglucine vanilline dénonça l'absence absolue de l'acide en question, ce qu'est venu confirmer la réaction négative par le vert brillant.

Observation XVII. — Louis, sept ans, présenté dans mon service à la Polyclinique, le 17 juillet 1888. Alimentation assez vicieuse, habitation dans un quartier malsain. Infection malarienne de longue date. Dilatation gastrique constatée tant par clapotement que par gastro-resonance plessimétrique. Administration quotidienne de la quinine réclamée par des accès de fièvre qui disparaissent au bout de trois jours. Treize jours après son admission, à la suite d'une apyrexie définitive, on extrait le contenu gastrique trois heures après un repas d'épreuve et on le soumet à l'action du réactif de Günzbourg qui se montra tout à fait indifférent, démontrant de la sorte le déficit complet de l'acide chlorhydrique libre.

La chlorhydrothérapie fut de suite prescrite et bientôt on était à même de constater une amélioration fort accusée des troubles dyspeptiques de ce petit garçon. Un mois plus tard, sa nutrition générale s'était beaucoup ameliorée aussi, en même temps que la lientérie avait disparu, les selles ayant repris leur aspect et leur consistance normale.

De tout ce qui précède, on peut donc tirer les conclusions suivantes :

I. — Les troubles dyspeptiques se présentent avec une fréquence exagérée chez les enfants au Brésil.

II. — Outre les causes d'ordre alimentaire, la température élevée de zone tropicale pendant les longues saisons d'été, ne manquent point d'exercer une puissante influence sur la production des accidents digestifs, consécutivement à l'hypersécrétion sudorale.

III. — Chez les enfants au-dessus de la deuxième année, les troubles gastro-intestinaux coïncident plus souvent avec la dilatation du ventricule.

IV. — De la naissance à la fin de la deuxième année, l'insuffisance gastrique est presque invariablement dûe au déficit ou à l'absence de l'acide libre du suc gastrique.

V. — Plus tard, il n'est aussi rare de retrouver quelques cas d'hyperchlorhydrie, mais c'est toujours l'anachlorhydrie ou l'hypochlorhydrie qui constituent la règle.

VI. — La prédominance du déficit de l'acide dans les cas qui viennent d'être indiqués semble bien confirmées par les succès obtenus alors par la chlorhydrothérapie.

Émile Colin. — Imprimerie de Lagny.

DERNIÈRES PUBLICATIONS

WORTHINGTON. — *Thérapeutique, Ligatures des Artères, Trachéotomie et Laryngotomie.* — Notes servant à la préparation de l'examen de quatrième doctorat. 1 vol. in-8. 10 fr.

— *Chimie inorganique et organique, Botanique, Zoologie.* — Notes servant à la préparation de l'examen du premier doctorat. 1 volume in-8. . . . . 10 fr.

Atlas de Microscopie clinique, par le Dr Alexandre PEYER, traduit sur la deuxième édition allemande, par le Dr Eugène de la HARPE, de Lausanne. Un volume grand in-8, avec 100 planches, contenant 128 figures en chromolithographie. *Cartonné à l'anglaise.* . . . . 20 fr.

A. VEILLARD. — *Formulaire clinique et thérapeutique pour les Maladies des Enfants.* 1 vol., 1888. 2e édition. . . . 4 fr.

F. BOSSELUT. — *De la Méningite tuberculeuse chez les jeunes enfants âgés de moins de deux ans.* 1 vol. in-8, avec 3 planches hors texte. . . . . 4 fr.

WER MITCHELL. — *Du Traitement méthodique de la Neurasthénie et de quelques formes d'Hystérie*, traduit de l'anglais, par le Dr O. JENNINGS, avec une introduction, par le professeur B. BALL. 1 vol. in-8. . . . . 4 fr.

W. R. GOWERS. — *Du Diagnostic des Maladies de la Moelle épinière*, par W. R. GOWERS, professeur de clinique médicale à *University College*, médecin de « University College Hospital » et de l'hôpital pour les paralytiques et les épileptiques à Londres, traduit de l'anglais, par le Dr O. JENNINGS. 1 vol. in-8. 3 50

Dr BONNEJOY. — *Principes d'Alimentation rationnelle, hygiénique et économique, avec des recettes de cuisine végétarienne.* 1 vol. in-12. . . . . 3 fr.

Professeur SABOIA. — *Clinica chirurgica da Hospital da Misericordia.* 2 vol. in-8. . . . . 30 fr.

Émile Colin — Imprimerie de Lagny

www.ingramcontent.com/pod-product-compliance
Ingram Content Group UK Ltd.
Pitfield, Milton Keynes, MK11 3LW, UK
UKHW020458220726
13923UKWH00006B/2626

9 782019 298050